Anna Mancini

I0102319

TRUCCHI

PER DORMIRE MEGLIO

E RITROVARE UN SONNO DA SOGNO

Buenos Books International
www.buenosbooks.fr

ISBN: 978-2-36670-065-7

Editore: Buenos Books International, Parigi
www.buenosbooks.fr

Introduzione

Ho osservato per oltre venticinque anni i collegamenti tra i sogni e la realtà degli esseri umani. Da questo lungo e meticoloso lavoro di osservazione, ho raccolto molti frutti, alcuni inaspettati. Naturalmente, ho imparato delle cose sui sogni che vanno fuori dai sentieri battuti. È così che adesso posso aiutare le persone che non dormono bene e che hanno già provato senza successo tutto ciò che è consuetudine in questi casi, a capire perché hanno questi disturbi e che cosa possono fare per ritrovare un buon sonno naturale e ristoratore.

Il nostro sonno naturale è prezioso e tutto dovrebbe essere fatto per conservarlo o per ritrovarlo. Un buon sonno cambia la nostra vita. Ci porta salute, longevità, gioia di vivere, bella pelle e forma, ma soprattutto ci apre anche la porta dei sogni, cioè la porta dell'universo magico in cui ogni notte possiamo comunicare con il nostro subconscio che ci può dare delle idee e dei suggerimenti per migliorare la nostra vita reale per evolversi.

Avete letto la storia di Aladino e della sua meravigliosa lampada? Questa storia si riferisce simbolicamente proprio alla conoscenza degli antichi sul fenomeno dei sogni. Tutti noi Abbiamo una lampada magica a nostra disposizione e il buon genio che soddisfa i nostri desideri è il nostro subconscio e possiamo comunicare con lui tramite i sogni. Ma bisogna dormire abbastanza e avere un sonno di buona qualità per ricordare i nostri sogni

Ho spesso aiutato la gente a ritrovare un buon sonno. Anche se io stesso ho un sonno eccellente, a volte ho anche dovuto affrontare problemi di insonnia. Certo, li ho risolti in modo naturale, perché molto tempo fa, a causa del terribile effetto collaterale di un farmaco, ho deciso di non curarmi più con la medicina tradizionale.

L'ultima volta che presi una medicina, fu circa dieci anni fa durante un viaggio in Egitto. Avevo dimenticato di mettere in valigia il mio kit di rimedi naturali e sfortunatamente non avevo nulla per curare la terribile influenza che mi aveva reso molto malata come quasi tutte le altre persone sulla nave. Viaggiavo con un amico medico che aveva preso un suo kit di farmaci. Subito lui mi consigliò uno dei suoi farmaci miracolosi, accettai con gratitudine perché stavo male. Ahimè, l'unico miracolo che ebbe fu di finire con entrambe le braccia paralizzate dopo aver ingerito la pillola. Fortunatamente, questa paralisi durò solo dieci minuti, dopo di che, fui in grado di riutilizzare le mie braccia per leggere le indicazioni relative al farmaco per scoprire che questa paralisi faceva parte dei possibili effetti collaterali di questo nuovo farmaco! Beh, i sonniferi che prendete per dormire possono avere l'effetto di "paralizzare" la vostra capacità di sognare mentre creano una dipendenza. È veramente una sconfitta arrivare alle medicine per dormire, quando ci sono molte altri rimedi e trucchi per ritrovare un sonno naturale, benefico, ristoratore e portatore di sogni e vitalità.

Se avete delle insonnie e che avete provato senza alcun risultato tutti i soliti consigli per dormire meglio, leggete questo libro. Vi aprirà altre prospettive sul vostro sonno e vi permetterà di non cadere nella trappola dei sonniferi. È davvero una prigione in cui, nel novantanove per cento dei casi, non si può più sognare. Prendere di solito dei sonniferi fa sì che nella vostra vita avrete solo accesso alle facoltà (diminuite) della vostra mente cosciente. Ed essa è solamente un piccolo iceberg che fluttua sopra l'immenso potenziale del vostro subconscio. Un potenziale che potete toccare specialmente quando dormite correttamente.

In questo libro parlerò delle cause dell'insonnia alle quali di solito non pensiamo e di come fare per ritrovare un buon sonno in modo naturale. Per facilitare la presentazione, ho classificato le cause dell'insonnia in tre categorie:

- Le cause esterne materiali ed energetiche dei disturbi del sonno ed i mezzi per stabilirle;

- Le cause fisiche dei disturbi del sonno e i modi naturali per superarle;

- Le cause psicologiche dei disturbi del sonno ed i modi alternativi per superarle.

Leggendo questo libro, spero che finirete per capire perché non dormite e che da allora sarete in grado di risolvere questo problema da voi.

CAPITOLO 1: Le cause materiali ed energetiche dell'insonnia

La scienza moderna occidentale vuole farci credere che noi siamo degli esseri materiali e chimici. Ignora quasi completamente l'aspetto energetico dell'essere umano. Quando si osservano i sogni e la realtà per un periodo molto lungo, come ho fatto io, ci si può solo rendere conto che l'essere umano ha anche una dimensione energetica. Le idee materialistiche che ridurrebbero l'essere umano alla mera materialità del suo corpo fisico non possono più essere accettate e dunque si aprono nuovi orizzonti di comprensione della vita umana e del funzionamento del corpo umano. Il corpo fisico dell'essere umano ha anche una dimensione energetica. È attraversato da meridiani energetici conosciuti da millenni dai cinesi. Abbiamo anche un altro corpo che possiamo vedere nei nostri sogni e che è un doppio energetico del corpo fisico: il corpo astrale. Colui che abbiamo quando sogniamo o quando lasciamo il nostro corpo fisico definitivamente al momento della morte, o temporaneamente in caso di coma o di morte apparente. Possiamo anche lasciare volontariamente il corpo fisico praticando alcune tecniche di uscita fuori dal corpo. Questo corpo astrale era ben noto agli antichi egizi che lo raffiguravano con un uccello dalla testa umana che sorvolava la mummia del defunto.

Fotografia di uccello egiziano con testa umana,
Museo di Boulogne-sur-Mer:

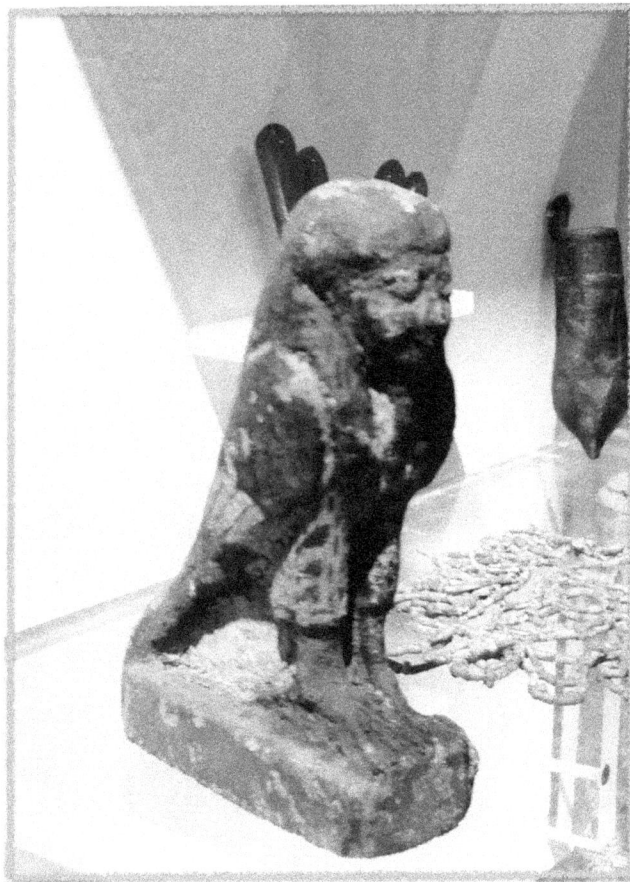

Questo per indicare che questo corpo ha la capacità di viaggiare in libertà nell'aria come fanno gli uccelli. È questo corpo che lascia il corpo fisico durante la morte fisica.

Scena del Sarcofago, Boulogne sur Mer, uccello con la testa umana che vola sopra una mummia:

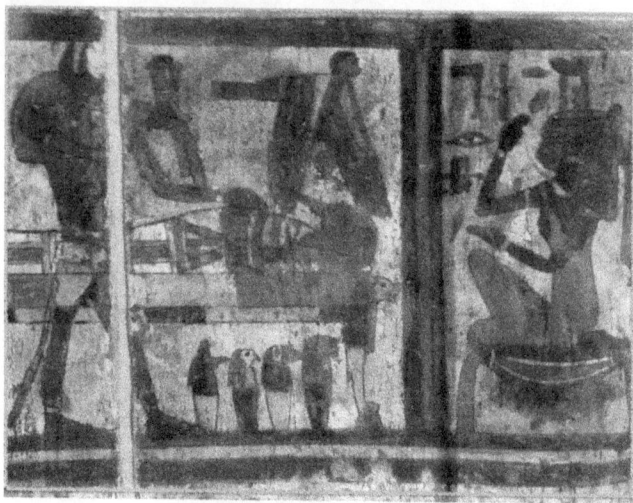

Quando andiamo a dormire, mentre ci rilassiamo, a poco a poco il nostro corpo astrale si stacca dal nostro corpo fisico e quando è completamente uscito dal corpo, ci

12

addormentiamo. L'insonnia è dovuta all'impossibilità per questo corpo astrale di staccarsi dal corpo fisico. L'uscita del corpo astrale è un fenomeno comune che si verifica quasi ogni volta che ci addormentiamo (o durante uno shock emotivo o fisico, un'anestesia, un coma o al momento della morte). Sebbene questo fenomeno non possa essere osservato con gli attuali strumenti scientifici, non è difficile con un po' d'allenamento nell'arte di sognare osservare questo fenomeno da soli. Ho esitato a parlare del corpo astrale in questo libro, ma alla fine ho deciso di parlarne, perché è impossibile capire e superare certi tipi di disturbi del sonno se non si è consapevoli dell'esistenza del corpo astrale.

Il corpo astrale è un corpo di energia, ciò significa che può essere molto disturbato dalle energie del luogo in cui dormite. Queste energie possono ostacolare la sua uscita dal corpo fisico. Quest'ultimo, anche se non ne siete consapevoli, viene anche disturbato dall'energia di determinati luoghi. Lo illustrerò con un esempio personale che mi spinse a fare delle ricerche approfondite su questo fenomeno.

Esempio di disturbo del sonno dovuto all'ambiente naturale in montagna:

Vivevo da molto tempo a Parigi dove l'inquinamento mi causava allergie e frequenti raffreddori quando un giorno sentii parlare delle terme di Cauterets, vicino a Lourdes, e dei benefici della loro acqua per questo tipo di patologia. È così che mi recai a Cauterets per tre settimane dopo aver prenotato una casa su internet. Arrivata alla stazione in una bella giornata soleggiata d'ottobre, fui affascinata dalla bellezza e dalla serenità di questi luoghi in cui pensai che avrei dormito e sognato benissimo. Ahimè, la prima notte dormii a malapena, la seconda notte non tanto nonostante la fatica e la terza notte fui insonne... Era incredibile! Ero più stanca in montagna che nel trambusto del mio quartiere parigino dove dormivo senza problemi.

C'era un omeopata nella stazione e andai a consultarlo. Lì, imparai che molte persone avevano problemi per dormire in montagna e tornavano a casa sfinite dalla loro vacanza o cura termale che invece avrebbe dovuto riposarli. I rimedi omeopatici prescritti da questo medico purtroppo non ebbero nessun effetto e neanche la soppressione totale di tutti gli stimolanti. Non ero abituata a dormire male ed ero molto stanca. Non ne potevo più e mentre mi chiedevo come fare per trovare una soluzione a questo problema, ebbi l'idea che la mia insonnia provenisse dalla posizione del mio letto riguardo alle potenti energie naturali dei luoghi. Quindi mi avvicinai alla finestra per osservare il paesaggio e sentii fortemente nel mio corpo la tumultuosa energia del torrente che scendeva dalla montagna e attraversava la valle dove si trovavano le terme. Questo torrente correva lungo l'edificio in cui avevo affittato il mio appartamento e il letto era posto perpendicolarmente al torrente. Capii allora che era questo che disturbava il mio sonno e che per potere dormire bene dovevo mettere il mio letto nella stessa direzione del flusso del torrente. Così spostai il letto e nonostante il lato poco attraente dell'appartamento con il letto in questo senso, riuscii a dormire normalmente senza farmaci e godermi l'energia del torrente per ricaricarmi e fare sogni speciali grazie all'energia della montagna e di quel torrente.

Attraverso questa esperienza, ho visto che la rimozione degli stimolanti, l'uso di tisane rilassanti, la stanchezza fisica, i rimedi omeopatici non sono stati in grado di superare il disturbo dovuto al fatto di non mettersi nel senso del fluire delle potente energie naturali del luogo. È solo mettendomi nella direzione del flusso del torrente nella valle che sono riuscita a ritrovare un sonno normale e a ritornare ben riposata dalla mia permanenza in montagna. Grazie a questa esperienza, quando viaggio se non riesco a dormire mentre sono molto stanca quando vado a letto, non esito a cambiare la posizione del mio letto.

Non intralciamo le potenti energie della natura, come il mare, i torrenti, i fiumi, le colline e le montagne senza pagarlo con il nostro sonno e /o la nostra salute.

Ecco un piccolo schizzo che illustra questa esperienza in montagna:

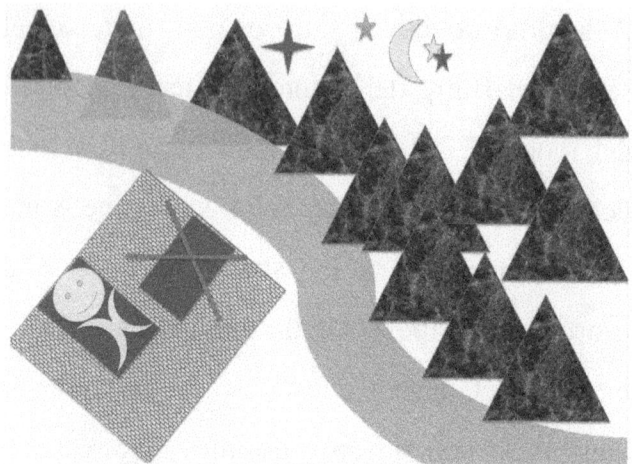

Ma non sono solo gli elementi naturali visibili sulla superficie della Terra e quindi facilmente rilevabili che possono disturbare il sonno e / o la salute. Ci sono anche disturbi energetici che provengono dal suolo e dal sottosuolo e che non si vedono. Prima di parlarvi di questi altri perturbatori del sonno, vorrei raccontarvi un'altra esperienza che ho fatto anche in montagna in un'altra stazione termale nei Pirenei, isolata nella natura. Ero andata lì anche ad ottobre. Il tempo era molto bello, soleggiato, calmo e le temperature più che miti. Nel pomeriggio si poteva camminare con scarpe aperte e vestiti leggeri. C'erano dei bei sentieri escursionistici che iniziavano nella valle dove si trovava il centro termale. L'appartamento che avevo affittato su Internet si trovava non lontano dalle terme, nel cuore del villaggio, e lì non ebbi problemi per dormire. Però, nonostante la temperatura esterna piuttosto mite, il riscaldamento e gli abiti caldi che indossavo in casa, avevo sempre freddo di giorno e di notte in questo appartamento. Sentivo un freddo intenso nelle ossa e soprattutto nella colonna vertebrale. A quel tempo, sapevo già per esperienza che significava che c'era dell'acqua che scorreva sotto l'edificio e che se fossi rimasta lì mi sarebbe ammalata. Dopo alcuni giorni, mi venne la bronchite. Non volevo essere malata proprio quando ero venuta lì per stare meglio! Così chiamai la proprietaria per chiederle di darmi un altro appartamento. Lei era una persona molto gentile. Non credeva che i miei problemi di salute fossero causati dalla casa che mi aveva affittato, ma mi disse la verità quando io le dissi: "Mi sono ammalata perché c'è dell'acqua che scorre sotto casa. Ecco perché ho sempre freddo, un freddo che sento nelle ossa." Mi raccontò allora che a un certo momento, mentre le terme si stavano sviluppando molto, le autorità del villaggio avevano deciso di ricoprire il torrente che attraversava il villaggio per potere così avere nuovi terreni edificabili. L'edificio in cui dormivo era stato costruito proprio lì, su questi terreni edificati sul corso d'acqua. Ed anche dal primo piano il mio corpo sentiva tutti i disturbi elettromagnetici e il freddo intenso generati da questo torrente imprigionato. Era un "freddo mortale". Al pianterreno, mi aveva detto la padrona di casa, a volte si sente persino il rumore dei ciottoli trasportati dal torrente sepolto. Per fortuna, lei aveva un altro appartamento disponibile più in alto nel villaggio nel quale mi trasferii e dove la mia bronchite scomparve come per magia nello spazio di una notte. In questo centro termale c'era un agopunturista che lavorava lì da molto tempo. Avevo scelto questo dottore per il follow-up medico obbligatorio. Siccome sapevo che questi dottori sono aperti a questo tipo di problema, gli parlai della mia esperienza. Mi confermò che c'era un torrente sepolto, che molti altri pazienti venuti a vivere lì avevano avuto le stesse patologie pensando che fossero un effetto della cura termale. Mi disse: "Inoltre questi lavori di canalizzazione sotterranea del torrente furono una pessima idea che fece perdere al villaggio il suo fascino e crollare la frequentazione delle terme."

È vero che quando arrivai al villaggio termale mi era sembrato molto strano non vedere il solito torrente che scorre nelle valli di montagna! Per quanto possa sentire l'effetto benefico per la mia salute di un bellissimo torrente di montagna, tanto mi disturba l'acqua che passa nel sottosuolo delle case dove dormo. Nel caso del torrente sepolto, sono riuscita a dormire, mentre il mio letto era nella direzione sbagliata rispetto al flusso d'acqua. Ciò non impedì al mio corpo astrale di uscire dal mio corpo fisico, ma fu il mio corpo fisico ad essere disturbato e a reagire con la bronchite e un intenso disagio a causa del freddo gelido che provava. Ho un corpo particolarmente sensibile all'energia dei luoghi e ho solo bisogno del mio corpo per rilevare dove c'è o meno una buona energia. Questo dovrebbe avvenire per tutti noi, ma purtroppo la maggior parte dell'umanità si è disconnessa dal suo corpo e dalla natura e non sa più usare questa proprietà del corpo fisico che fa parte dell'istinto di conservazione. Tuttavia, non è difficile riattivare questa abilità, specialmente se fate un lavoro personale sui sogni. Nelle civiltà antiche, la gente era più attenta alle leggi della natura. Le persone che governavano i popoli lavoravano in collaborazione con esperti che sapevano come individuare le energie dei luoghi. Durante la costruzione di un edificio, questi esperti aiutavano a scegliere i luoghi in cui scorreva un'energia estremamente favorevole alla vita umana. A poco a poco, sembra che questa conoscenza sia andata perduta, specialmente in Occidente. Le ultime manifestazioni di questa conoscenza sono le cattedrali che sono state costruite in luoghi di alta energia. Sono quindi favorevoli alla ricarica delle "batterie del corpo umano". Questo, a sua volta, consente, grazie all'effetto di gruppo, di elevare il pubblico nelle cattedrali a un altro livello di energia più favorevole all'apertura spirituale. (Oggi, le cattedrali non sono più sistematicamente delle zone di alta energia perché la Terra è cambiata. Quando l'energia è ancora lì ci si sente veramente bene in questi edifici e dopo un momento passato lì, ci si sente di buon umore, allegri, rilassati e ciò è un indice di carica energetica). Adesso, queste conoscenze sono poco utilizzate dagli architetti occidentali che invece devono prima pensare ai soldi e alla scarsità di terreni disponibili nelle città. Gli edifici in cemento armato che sono costruiti oggigiorno hanno quasi tutti un'energia disturbata. Questo spesso causa l'insonnia o la depressione che i medici "curano" con i sonniferi.

La Terra ha una dimensione materiale, ma anche una dimensione energetica. Scambia costantemente energie con il cosmo. Il suo suolo è attraversato da reti di energie, la più nota delle quali è stata chiamata la rete Hartmann in Occidente. I cinesi si sono interessati per millenni a queste reti di energie che hanno chiamato "Le vene del drago". E ciò che in Occidente si chiama la geobiologia, viene chiamato l'arte del *Feng Shui* in Cina. Succede che al di sopra di certi incroci di reti di energie telluriche ci siano dei disturbi energetici che influenzano il sonno e /o la salute degli esseri viventi. Questi disturbi possono anche scatenare degli incubi causati dal disagio avvertito dal corpo o da certe presenze invisibili e malvagie in questi posti. In altri casi, le persone che sono troppo disconnette dal proprio corpo per sentire che qualcosa è energeticamente disturbatore nella loro casa finiscono per cadere gravemente malate e a volte per morire perché di solito dormono in un posto malsano. Non deve essere così per forza perché ci sono delle tecniche per migliorare l'energia della maggior parte dei luoghi.

Quando qualcuno mi consulta per problemi di incubi e di disturbi del sonno, se posso, vado di persona a sentire con il mio corpo se l'energia della stanza è disturbata e per verificare se il letto è posto nella posizione ottimale per il sonno e la salute. Cambiare la posizione del letto a volte basta per curare la gente che finalmente non aveva nessuna malattia. Non bisogna essere sensibile come me per scoprire se l'energia nella vostra stanza è disturbata e per sapere come mettere correttamente il vostro letto. È possibile procedere in modo pragmatico in completa autonomia. La prima cosa da fare quando si soffre di insonnia nel solito luogo di vita è controllare se è dovuto a disturbi energetici nella stanza. Per questo, la cosa migliore da fare è andare a dormire nella stanza di qualcuno intorno a voi che è in buona forma e che dorme bene. Quindi potrete vedere se questo cambio di stanza vi permette di dormire bene. Se siete diventati insonni subito dopo un trasloco, è probabile che i vostri problemi siano causati dall'energia perturbata della vostra nuova casa o che accidentalmente avete messo il letto sopra un incrocio Hartmann.

Prime cose da fare SE NON dormite bene:

- Andate a dormire in un'altra stanza o altra casa per verificare come reagite;

 - Spostate il vostro letto nella stanza e provate diverse posizioni.

Se dopo questo, non dormite bene, chiedete ai vostri vicini se dormono bene, perché i disturbi possono anche provenire dall'esterno della vostra casa ed essere dovuti all'essere umano e non alla natura. Questi disturbi esterni possono provenire dalle antenne a relè e dall'illuminazione pubblica. Vorrei parlarvi di un caso che ho vissuto a Creta, dove avevo affittato uno monolocale per le vacanze. Da questo appartamento avevo una splendida vista sulla montagna e sui campi che erano ancora pieni di fiori perché eravamo a maggio e il sole non aveva ancora bruciato tutta la vegetazione. Era un appartamento armonioso. Prima di affittarlo, l'avevo visitato di giorno e avevo verificato che non presentava nessun disturbo maggiore per il sonno. L'energia non era eccellente, perché l'edificio era di cemento armato come tutti gli altri edifici della stazione balnearia. Ahimè, in questo luogo, di notte non riuscivo mai a dormire. Potevo addormentarmi solo all'alba. Alla fine ho capito che il disturbo proveniva dall'illuminazione pubblica. Sul sentiero stretto che correva lungo l'edificio c'erano dei pali sui quali erano installati dei lampioni stradali e tra i pali correvano delle linee elettriche ad alta tensione. Inoltre, la centrale elettrica era solo a un chilometro dalla casa in riva al mare. Questa illuminazione disturbava l'energia in tutti gli appartamenti dell'edificio che davano su questo percorso. Dopo un breve scambio di informazioni con i miei vicini, ho capito che non ero io l'unica persona ad essere in grado di addormentarmi solamente all'alba, cioè quando l'illuminazione pubblica era spenta. Questo non era causato dalla luce, perché tutti avevamo delle buone persiane che ci permettevano di dormire al buio.

Se non dormite, controllate che la vostra casa non si trovi vicino a una linea elettrica ad alta tensione, che non ci sia un'antenna sul tetto proprio al di sopra della vostra camera da letto, ecc.

A Creta non ho avuto altro da fare che lasciare il mio alloggio prima del previsto. Non era grave, perché non era la mia residenza principale e per il tempo che dovevo stare lì fui in grado di adattarmi alle circostanze scrivendo di notte e dormendo all'alba. Durante il giorno, l'energia tornava alla normalità non appena l'illuminazione pubblica era "spenta" e si poteva dormire normalmente. Fortunatamente, alcuni disturbi possono essere corretti o migliorati. Ciò richiede l'intervento di geobiologi che hanno degli strumenti per rilevare le nocività e le conoscenze tecniche per correggerli. Nonostante la geobiologia sia considerata ciarlataneria dalla scienza, sempre più persone la usano con successo. Potete trovare indirizzi nei motori di ricerca digitando "geobiologo", "armonizzazione energetica domestica". Se i vostri problemi di insonnia sono dovuti a cause esterne, sarete in grado di guarire facilmente per la buona ragione che non siete per niente malati. Al contrario, il fatto che abbiate reagito per via dell'insonnia dimostra che il vostro corpo sta funzionando bene. Ed è meglio così perché ahimè, certe persone non diventano insonni in luoghi difficili, ma perdono la loro salute e talvolta lasciano lì la loro vita. Nella loro guida di geobiologia Michel Moine e J-L Degaudenzi citano il caso di un edificio maledetto situato in via Blanche a Parigi. In questo edificio, gli occupanti di tutti gli appartamenti e persino un cane erano malati. Molte persone erano già morte a causa dello stesso tipo di patologia, quando un dottore che era venuto a installare il suo studio medico al piano terra si rese conto della causa energetica di tutti questi problemi. Questi furono corretti da un geobiologo e tutti recuperarono una buona salute, anche il cane e quel dottore che aveva iniziato ad ammalarsi quando era arrivato sul posto. Fortunatamente per lui, perché prima di lui due colleghi che avevano occupato lo stesso studio medicale erano morti.

Gli elettrodomestici che avete nella camera da letto possono anche loro provocare insonnie. Inoltre i problemi relativi ai disturbi energetici naturali possono essere aggravati dal letto, dai materassi con molle metalliche, dai telai metallici poiché essi disturbano il campo elettromagnetico del corpo umano. Sceglietevi un letto, un materasso, delle lenzuola e delle coperte in materiali naturali anallergici. Evitate tutto ciò che è metallico nel telaio del letto (a parte il rame). La scelta del letto è importante. È ovvio che per dormire bene, bisogna avere un buon materasso adatto alla nostra morfologia e un buon cuscino per una posizione ottimale delle vertebre cervicali. Ciò che aiuta il cervello a funzionare meglio ed a essere ben irrorato durante il sonno. Non è la biancheria da letto più costosa e alla moda che è sempre migliore. Conoscete voi stessi. Assicuratevi anche che la vostra stanza sia ben ventilata, riceva luce e aria durante il giorno e sia oscura di notte. L'oscurità rilassa gli occhi, ciò che a sua volta rilassa il corpo e aiuta ad addormentarsi. Inoltre, allontanate il letto da tutti gli elettrodomestici. Questi continuano ad emettere radiazioni anche quando sono spenti. Il letto dovrebbe idealmente essere posizionato il più lontano possibile dalle prese elettriche. Questo è raramente il caso nelle case moderne. Se ci sono delle prese tutto intorno al vostro letto, sarebbe opportuno spegnerle durante la notte direttamente dalla fonte, cioè dal contatore elettrico. Vi addormenterete più facilmente. Nella vostra stanza, evitate di avere davanti a voi delle superfici riflettenti come finestre e specchi che sono dannosi per un buon riposo e un buon sonno. Se ci sono e non potete rimuoverli, copritele con un panno o un foglio di carta durante la notte. Naturalmente, si sconsiglia di dormire con il cellulare acceso e appoggiato sul comodino o peggio posto sotto il cuscino. Disturberà il vostro cervello e tutto il corpo. Se dovete lasciare il telefono acceso, mettetelo il più lontano possibile dalla vostra testa. Radio sveglie, televisori, tablet, computer non dovrebbero entrare in una camera da letto. Se non potete evitarlo, spegneteli per la notte, scollegateli e coprite i loro schermi con un panno.

Se avete un neonato e lo trovate di solito addormentato nella larghezza del suo lettino, cambiate la posizione del lettino. I neonati hanno quasi tutti il riflesso istintivo di mettersi nella direzione più favorevole per dormire.

Quando ciò non è possibile, possono avere molti incubi e impedire così ai loro genitori di dormire. Inutile di dire che i dispositivi di monitoraggio remoto dei neonati sono molto dannosi per il sonno dei neonati e per tutti i bambini che di solito sono naturalmente estremamente sensibili.

A questo punto, avete forse trovato la soluzione al vostro problema di sonno. Se non è il caso, controllate se il problema potrebbe provenire dal vostro corpo.

CAPITOLO 2: Cause materiali dell'insonnia alle quale di solito non si pensa

Tutti noi siamo consapevoli degli effetti nocivi degli stimolanti sui ritmi sonno / veglia, ma pochi di noi sanno che avere una pancia gonfia disturba il sonno. È importante avere una pancia pulita e in buone condizioni per dormire bene, evitare l'insonnia e / o gli incubi. L'Occidente ha scoperto relativamente recentemente che gli umani hanno un secondo cervello. Questo si trova nella pancia e avrebbe duecento milioni di neuroni e interagirebbe con il primo cervello, quello della testa.

È di prima importanza per dormire bene che il sistema digestivo sia pulito e nel migliore stato possibile di funzionamento. Ciò nel nostro mondo moderno è sempre più raro per le persone a partire dall'età di trenta anni e qualche volta anche prima. Il cibo denaturato che inghiottiamo più spesso nello stress, il rumore e l'agitazione e l'inconsapevolezza finiscono per congestionare il sistema digestivo. Tanto più che nel mondo moderno abbiamo dimenticato le regole fondamentali del buon senso e dell'igiene intestinale che alcune società tradizionali hanno sempre applicato. Fortunatamente, con l'aumento delle malattie dell'apparato digerente e delle allergie alimentari, queste pratiche stanno facendo una timida ricomparsa nei nostri paesi. A causa dell'impotenza della medicina tradizionale per alleviare il loro mal di stomaco, sempre più persone si rivolgono ad alternative più antiche e riprendono il controllo della loro salute per ripristinarla.

Raccomando sempre il piccolo libro di Laure Goldbright: *"Testimonianza sui benefici dell'igiene intestinale"* per capire come la progressiva incrostazione dell'intestino finisca per perturbare tutto il corpo. Fortunatamente, questa testimonianza termina con un lieto fine, poiché le tecniche naturali di purificazione del colon permettessero a Laure Goldbright di recuperare la salute che aveva perso. I suoi cinque anni passati a correre da un dottore a un altro e a provare tutti i tipi di trattamenti tradizionali o naturali e di metodi di gestione dello stress non erano riusciti ad alleviare i suoi problemi intestinali. Tutto ciò era rimasto impotente di fronte all'ostruzione materiale, concreta e fisica, dovuta all'accumulo di feci essiccate e compattate che aderivano alle pareti del suo intestino e impedivano loro di funzionare normalmente. Ahimè, i lassativi prescritti dai medici irritano solo l'intestino e peggiorano la situazione.

Questo problema ci riguarda tutti, perché nel passare del tempo, tutti abbiamo dei depositi di materia nel nostro intestino che alla fine rallentano la peristalsi (movimenti naturali e ritmici degli intestini) e congestionano tutta la sfera digestiva. Anche se non siete soggetti alla costipazione, e anche se avete di solito la diarrea, basta di vedere ciò che rimane sulla carta igienica che usiamo per capire come si formano gradualmente tutti i depositi nel colon. Questa graduale incrostazione del colon ha molti effetti negativi sul corpo e sulla vita delle persone che non hanno mai praticato nessuna igiene intestinale, non sanno nemmeno in generale di cosa si tratta (e neanche il loro medico, perché non fa parte del programma delle scuole di medicina) e hanno mangiato per tutta la loro vita tre volte al giorno senza mai fermarsi volontariamente. Invece avrebbero potuto dare un po' di meritato riposo al loro sistema digestivo.

Ho osservato in innumerevoli occasioni che LA CONGESTIONE DEL SISTEMA

DIGESTIVO PREVIENE IL CORRETTO FUNZIONAMENTO DEL CERVELLO, SOPRATTUTTO DI NOTTE. CIÒ CHE PUÒ ANCHE CAUSARE INSONNIE E/O INCUBI.

La buona notizia è che è facile rimediare a tutto ciò facendo una pulizia intestinale o un digiuno. Laure Goldbright spiega nei dettagli nella sua testimonianza come farlo. Vi rimando al suo libro per saperne di più. Potete pulire l'intestino facendo clisteri con un enteroclisma e dell'acqua pura. In Italia il materiale per pulire gli intestini si trova facilmente nelle farmacie a prezzi bassi. Lì, al contrario dalla Francia, anche se le pratiche di igiene intestinale sono parzialmente declinate a favore dell'illusione dei lassativi, l'igiene intestinale è ancora nota e praticata da molte persone. E, per fortuna, perché la pasta si attacca! Gli italiani hanno anche inventato un sistema di clistere intestinale molto intelligente, efficiente e facile da usare. Inoltre non è una rovina, perché costa solo una cinquantina di euro. Si chiama "My Perfect Colon". È commercializzato da una società genovese. Avevo scoperto e acquistato questo prodotto in Italia, dove è anche possibile ordinarlo in tutte le farmacie. L'ideale sarebbe avere a disposizione "My Perfect Colon" e anche un enteroclisma, per i casi in cui, ad esempio durante il viaggio, ci fossero problemi per collegare "My Perfect Colon" ad una presa d'acqua. I piccolissimi clisteri venduti nelle farmacie, non sono molto efficaci ma a volte è meglio di niente.

Da qualche anno molti altri dispositivi di pulizia intestinale stanno facendo la loro comparsa sul mercato. La maggior parte viene dalla Cina. Non li ho provati tutti. Idealmente, se si soffre di insonnia e di gonfiori di pancia, sarebbe opportuno fare la prima pulizia intestinale da un terapeuta competente, addestrato per questo scopo, avendo una macchina per le irrigazioni del colon e che pratica un massaggio della pancia allo stesso tempo del lavaggio, per favorire il distacco delle vecchie materie. Queste macchine possono inviare molta acqua e pulire l'intero colon. Non è doloroso. Dopo poche sedute si ritrova un benessere fisico e un sonno tranquillo. Se avete una grande pancia e insonnia e / o incubi che di solito vanno con questa condizione, ci vorranno almeno tre sedute. Vi consiglio di terminare con una sessione di agopuntura per la digestione. Questa sessione avrà l'effetto di riavviare la circolazione energetica nel vostro sistema digestivo. L'effetto della pulizia intestinale sul sonno è piuttosto spettacolare. Pulendo l'intestino con solo acqua, come è sempre stato fatto fin dai tempi antichi, quasi sempre l'insonnia, gli incubi e i disturbi del sonno spariscono naturalmente. Per non parlare degli altri benefici per l'aspetto fisico dei quali Laure Goldbright parla nel suo libro e che sono molto più vantaggiosi di qualsiasi crema cosmetica!

Quando la pancia è decongestionata, sgombra dalla materia stagnante, di solito si dorme in un colpo senza svegliarsi, senza quasi mai avere degli incubi e facendo sogni molto più chiari e ricordandoli più facilmente. Di giorno, la memoria è anche migliore e siamo più attenti perché il cervello è irrorato meglio. Uno degli effetti più dannosi di una pancia congestionata, piena di gas, è che rallenta la circolazione sanguigna e stanca il cuore. Senza contare che il sangue è di scarsa qualità perché trasporta sempre più tossine che il corpo non può più eliminare. È stato scientificamente osservato che con l'età, la capacità di sognare diminuisce per scomparire gradualmente e che la qualità del sonno si deteriora con il passare degli anni. Ma questa informazione dovrebbe essere messa in parallelo con il fatto che con l'età, se non si pratica il digiuno o l'igiene intestinale, l'intestino diventa sempre più sporco. Il mio parere è che è piuttosto la progressiva incrostazione degli intestini e del fegato che gradualmente elimina la capacità di sognare e non l'età.

Mi basta solo guardare le condizioni della pancia e della pelle delle persone che incontro per strada per sapere se sognano o no. Inoltre, trovo che la differenza più evidente tra una persona di circa settanta anni che non ha mai praticato il digiuno o l'igiene intestinale e una persona di circa venti è l'impressione di pulizia che emana dal corpo della persona più giovane. Settant'anni senza mai smettere di mangiare e senza mai pulire gli intestini è un'eternità per la salute del corpo! Immaginate se la vostra casa fosse stata abbandonata per settant'anni, in quale stato la ritrovereste, invasa da tutti i tipi di piante, di insetti ed altri animali! In passato, si sapeva che bisognava pulire il corpo regolarmente per mantenersi sani, questa conoscenza era diffusa soprattutto dalle religioni. E lo è sempre in certi paesi. Ma a poco a poco, l'essere umano è diventato sempre più disconnesso dal suo corpo a tal punto che ricorda il suo corpo solamente quando prova dolore o quando prova piacere. Il resto del tempo, non è quasi mai attento a tutti i messaggi che il suo corpo gli manda, perché ha la mente sempre occupata altrove.

Più di cinquecento anni fa Leonardo da Vinci aveva scritto:

"Gli uomini arriveranno a un tale stato di degrado che saranno felici quando altre persone trarranno profitto dalla loro

sofferenza, o dalla perdita della loro vita e della loro vera ricchezza: la salute." ("*Les Carnets*", Volume 2, pagina 499).

Ciò è la realtà di oggi e Leonardo da Vinci aveva ragione, però per chi lo desidera non è mai troppo tardi per cambiare. Inoltre, molte iniziative sono state prese, anche nella comunità medicale, per far rivivere le pratiche ancestrali del digiuno (con o senza lavaggi intestinali) che sono notevolmente efficaci per la pulizia dell'intestino, del fegato, della cistifellea, dei reni, della pelle, finalmente di tutto il corpo e persino della mente. Il digiuno è la cosa più facile da fare per pulire il nostro corpo, anche i nostri cani e gatti lo fanno istintivamente quando non si sentono bene. È molto più facile smettere di mangiare completamente che ridurre la quantità di cibo ingerita di solito.

I DIGIUNI HANNO UN EFFETTO SPETTACOLARE SUL SONNO E ANCHE SULLA QUALITÀ, LA QUANTITÀ E IL RICORDO DEI SOGNI.

Ho iniziato a digiunare regolarmente a circa trenta anni. All'inizio i miei digiuni erano molto brevi, limitati a un solo giorno. Poi, ho imparato a digiunare più a lungo. Ora faccio regolarmente dei digiuni di sette giorni, preceduti da una seduta di irrigazione del colon e di agopuntura. Ho sempre preferito digiunare da sola, ascoltando il mio corpo, la mia intuizione, i miei sogni. Ma, conosco delle persone che amano digiunare in compagnia in posti dove sono seguiti da digiunatori più esperti. Non avrete problemi a trovare buoni indirizzi di centri di digiuno su Internet.

Quando si pulisce l'intestino con un'irrigazione del colon o digiunando, il sonno naturale spesso riappare. Tuttavia, se l'insonnia ritorna circa una settimana dopo la ripresa della dieta abituale, l'insonnia potrebbe essere dovuta a delle allergie alimentari. In questo caso, dovrete osservarvi per capire quali cibi vi causano disturbi del sonno. Vi darò un esempio personale.

Mi piacciono particolarmente le banane. Trovo che la banana sia un frutto eccellente che riempie i miei desideri di zucchero mentre mi fa bene. Ne mangio quasi tutti i giorni e di solito compro quelle dall'agricoltura biologica. Un giorno, tuttavia, a causa della difficoltà di trovare delle banane ben mature nei negozi di alimenti biologici, andai a comprarle al supermercato. Dopo continuai così perché queste banane erano eccellenti ed era molto più facile trovare delle banane mature in questi negozi. Dopo un po', ho iniziato a sperimentare disturbi del sonno che non mi spiegavo. Nella ricerca della causa di questa insonnia, sono giunta alla conclusione che l'unica cosa che avevo cambiato era dove compravo le banane che mangiavo quasi ogni giorno. Allora ho fatto l'esperienza di smettere di mangiarne per alcuni giorni e ho potuto osservare che i miei problemi di sonno sono scomparsi. Dopo una breve ricerca su Google, ho capito perché. I pesticidi utilizzati per la coltivazione e la conservazione delle banane sono neurotossici, in particolare il propiconazolo e il difenoconazolo, che vengono utilizzati per combattere un fungo terribile per le piantagioni di banane. Sfortunatamente per la popolazione locale, questi pesticidi sono diffusi per via aerea ovunque nell'ambiente, influenzando così la salute di tutti. Alcune voci sono state sollevate per combattere queste pratiche e spero che avranno grande successo. Nel frattempo, ho fatto rapidamente la mia scelta, sono tornata a comprare le mie banane nei negozi di alimenti biologici e quando non ho disponibilità di banane mature, non le mangio. Anche se le banane dall'agricoltura biologica contengono alcuni pesticidi, non mi impediscono di dormire. Oggigiorno, molti cibi sono diventati tossici a causa dei pesticidi, degli additivi e così via. Ogni persona reagisce a modo suo. La condizione del sistema digestivo è molto importante per la qualità del sonno, quindi è importante, se si ha l'insonnia verificare se la causa potrebbe essere il cibo. Il modo migliore per farlo è digiunare e poi di reintrodurre gradualmente i vostri cibi preferiti e osservare come dormite e se dormite che cosa sognate. (I sogni sono un ottimo modo per comunicare con il vostro corpo e per essere informati su ciò che non è conveniente per quest'ultimo).

Ecco, dopo avere verificato se le insonnie non sono dovute alla casa, allo stato dell'apparato digerente o a un'allergia alimentare, dovrete comunque controllare le condizioni della colonna vertebrale e soprattutto controllare che il vostro atlante sia nella sua normale posizione.

L'insonnia causata dalla cattiva posizione dell'atlante

L'Atlante è la prima vertebra cervicale. È essa che in qualche modo fa da giunzione tra il corpo e la testa. Come tutte le vertebre, è attraversata da midollo spinale, arterie e nervi. Quando, a causa di un incidente, di una caduta o un colpo, l'atlante non è più al suo posto normale, c'è un disturbo della circolazione sanguigna e degli impulsi nel cervello che non può più funzionare normalmente. Una sbagliata posizione dell'Atlante può a volte causare insonnia, però provoca quasi sempre disturbi del sonno, dell'umore e inoltre molti incubi. Ve ne posso parlare poiché io l'ho vissuto e fortunatamente sono riuscita a trovare una soluzione che sono felice di poter condividere con i miei lettori.

Quando avevo circa sette anni, poco prima di Pasqua, una domenica, sono svenuta durante la messa nella chiesa del villaggio perché ero accanto a una stufa a carbone e avevo troppo caldo. Sono caduta indietro sulla mia sedia e il mio collo ha colpito la parte alta dello schienale. Ricordo di aver ritrovato un po' di coscienza quando delle persone della chiesa mi hanno portata dai miei genitori. Ero tra le loro braccia all'ingresso della casa. Non potevo muovere il mio corpo, ma mi sembrava che i miei occhi fossero aperti. In ogni caso, vedevo degli zigzag come si vedono sugli schermi TV che non funzionano bene. Potevo anche sentire mia madre urlare di terrore mentre lei mi vedeva in questo stato. Lei pensava che stavo per morire e aveva molta paura. Eppure, un'ora dopo, correvo di nuovo in tutta la casa come un coniglio felice con i miei fratelli e sorelle e tutti si erano dimenticati di questo incidente, anche io. Eppure questa caduta aveva spostato il mio atlante, mi era successo quello che viene chiamato il "colpo di frusta". Da quel giorno iniziai a fare incubi e ad avere molti dolori al collo e alla schiena. Di conseguenza, tutto il mio corpo si era sbilanciato, ma siccome ero una bambina piena di vita, mi adattai in qualche modo a vivere così.

All'età di circa venticinque anni, ho fatto una serie di sogni che mi hanno mostrato che avevo un problema al collo. È così che mi sono ricordato l'incidente che avevo avuto durante la mia infanzia e che ho capito che quel giorno qualcosa si era spostato nel mio collo. Dunque sono andata dal mio medico per chiedergli di farmi fare una radiografia alla colonna vertebrale per verificare le condizioni e la posizione delle mie vertebre e soprattutto di quelle cervicali. Questo dottore che fu anche il mio primo agopunturista mi sollevava regolarmente e temporaneamente i miei frequenti torcicolli con i suoi aghi. Mi fece una ricetta per le radiografie e alla successiva visita gli portai le radiografie e il resoconto del radiologo. Era scritto nel resoconto che tutto era normale nella mia schiena, che le vertebre erano in perfette condizioni e in una corretta posizione, che c'era solamente un po' di rigidità nel collo che il radiologo attribuì ad una probabile posizione di lavoro scorretta. Dunque, lasciai cadere quella traccia, così continuai per un po' rigenerandomi con l'agopuntura e l'osteopatia, ma senza mai essere in grado di risolvere il mio problema, fino al giorno in cui, mentre camminavo a

Parigi, vidi all'ingresso di un edificio Haussmann il cartello di un osteopata specializzato in osteopatia cranica. Entrai subito nell'edificio per incontrare il terapeuta e parlargli del mio problema. Mi ricevette sua moglie che si occupava dell'accoglienza ai clienti. Suo marito stava facendo un consulto e dunque presi un appuntamento. Durante la seduta, questo specialista non ebbe bisogno di molto tempo per vedere e per mostrarmi che avevo le vertebre bene allineate ma che al di sopra dell'atlante la mia testa era tutta storta, il che significava che il mio atlante non era al suo posto. Con un righello il dottore tracciò una linea diritta sulla radio per evidenziare il problema a livello dell'atlante, poi un'altra al livello delle hanche poiché tutto il mio intero corpo si era inclinato a causa della cattiva posizione del mio atlante.

Radiografia del mio atlante con il tratto disegnato dall'osteopata evidenziando la differenza di livello:

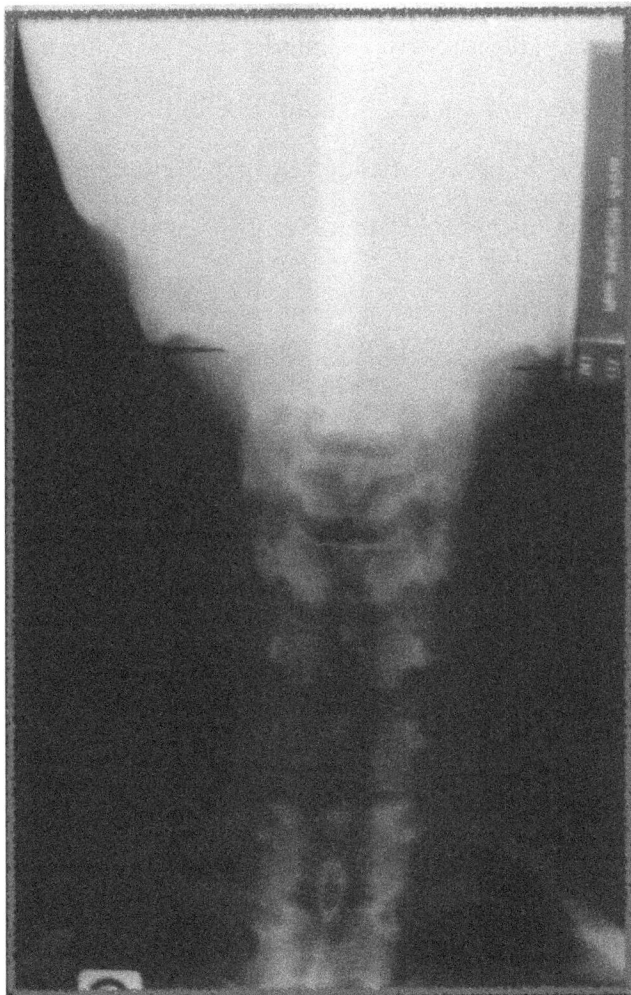

Poi egli mi diede due lunghi orecchini da indossare. Portando questi orecchini dovevo guardarmi allo specchio mentre inclinavo la testa all'indietro. Facendo ciò si vedeva chiaramente che quando inclinava la testa indietro, i due pendenti non rimanevano alla stessa altezza. L'incidente che avevo avuto aveva effettivamente spostato l'atlante ed i miei sogni che mi avevano indicato un problema al collo erano stati corretti. Peccato che tutti gli specialisti che avevo consultato fino ad allora avessero guardato solo la mia spina dorsale senza mai controllare la posizione della mia testa.

Ah! Ah! Ho capito allora perché i miei compagni di classe mi prendevano in giro dicendomi sempre che avevo uno strabismo come il leone di Safari (una serie televisiva). Con la testa storta, i miei occhi facevano anche come gli orecchini, e davano l'impressione che avevo uno strabismo, anche se non era reale. Ero molto felice di avere finalmente trovato qualcuno in grado di evidenziare la cattiva posizione del mio atlante e pensai che da allora avrei potuto risolvere facilmente questo problema con alcune sessioni di osteopatia. Ahimè, le manipolazioni che mi fece questo specialista aggravarono la situazione. Un giorno, dopo una seduta, sentii tanta pressione nella testa che mi spaventò e decisi di non tornare più. Qualche anno dopo, ebbi la fortuna di trovare un giornale nel quale c'era un articolo su René Shümperli, l'inventore svizzero del metodo Atlas-Profilax.

Leggendo l'articolo e le testimonianze citate, mi sono reso conto che avevo finalmente trovato la soluzione al mio problema. Ho subito preso un appuntamento e una settimana più tardi, dopo tanti anni, il mio atlante ha ritrovato il suo posto naturale, non avevo più la testa di traverso e potevo tranquillamente girarla a destra e a sinistra senza soffrire. Ciò cambiò la mia vita e soprattutto le mie notti. Il mio sonno migliorò molto ed i miei incubi cessarono anche quando dormivo di schiena, cosa che non ero stata in grado di fare sin dalla mia infanzia senza scatenare degli terribili incubi. Molti di noi hanno l'atlante spostato, spesso a causa di una brutta caduta nell'infanzia che abbiamo dimenticato, o a causa delle circostanze della nostra nascita. Se siete inclini ad avere insonnia, verificate che tutto vada bene nel vostro collo, grazie all'invenzione di René Shümperli si è adesso in grado di rimettere l'atlante al suo posto in pochi minuti, senza manipolazione osteopatica, senza rischi e senza dolore, semplicemente inviando delle vibrazioni alla parte posteriore del collo. Queste costringono i muscoli che si sono tesi automaticamente per evitare il peggio e poi sono rimasti tesi, a rilassarsi, permettendo così all'atlante di riprendere il suo posto in modo naturale e permanente. Questo metodo ha aiutato molte persone, incluso me.

Spero che nel futuro questa tecnica relativamente semplice sarà più conosciuta dai medici poiché potrebbe anche essere adattata a molte atre patologie. Potete trovare tutte le informazioni su questo metodo e gli indirizzi di persone formate da René C. Schümperli sul sito www.atlasprofilax.it

René C. Schümperli dimostra nei suoi libri che la correzione osteopatica manipolativa dell'atlante non consente di rimetterlo al suo posto. Ciò che avevo verificato da me prima di leggere il suo libro.

Riassumendo, abbiamo visto che alcune insonnie possono essere dovute a:

- disturbi elettromagnetici nell'habitat e cattiva posizione del letto;

-problemi intestinali,

- lo spostamento dell'atlante (la prima vertebra cervicale).

Se avete controllato tutto questo, che non prendete stimolanti, che non avete televisori o computer, niente telefono cellulare, niente tablet, niente dispositivi elettrici vicino al vostro letto, allora la vostra insonnia potrebbe derivare da un trauma psicologico sepolto profondamente dentro di voi e quindi dimenticato. Ovviamente questa causa è nota, ma ci sono modi più veloci, più efficaci e più economici della psicoterapia e dei suoi derivati per superare e ottenere un buon sonno, a volte in modo autonomo. Ora vorrei parlarvi di questi modi a cui di solito non si pensa per liberarsi da un trauma che possa impedire il sonno.

CAPITOLO 3: Insonnia dovuta a uno shock emotivo e modi alternativi alla psicoterapia e ai suoi derivati per liberarsene

Il problema degli shock emotivi che ci impediscono di dormire è che spesso li abbiamo dimenticati. Rimangono sepolti nella nostra memoria e talvolta ci vuole una lunga psicoterapia per portarli in superficie e rimuoverli. L'unica volta nella mia vita che mi è capitato di essere insonne per una settimana è stato al ritorno da un soggiorno di tre mesi a New York, dove non avevo avuto nessun problema per dormire. Avevo già molta esperienza riguardo al sonno e ai sogni e così provai tutto ciò che sapevo poteva curarmi di questa insonnia, ma non ebbi successo e quindi attribuii tutto ciò al *jet lag*. Esaurita da tante notti insonni, finii da un agopunturista. Sul lettino da trattamento, gli aghi facevano rapidamente effetto, sentivo l'energia circolare nei miei meridiani e improvvisamente capii la causa della mia insonnia: era uno shock emotivo che avevo vissuto a New York. Durante questo soggiorno avevo ricevuto una lettera dalla mia famiglia che mi annunciava la morte di mio padre. Mi ricordai che avevo avuto un grande stress perché ero lontano e che tutto era già finito e che dopo avere esitato molto a tornare in Francia, decisi di rimanere a New York. Finché ero lì, il mio sonno rimase normale. Non fu fino al mio ritorno in Francia che gli effetti dello shock emotivo si manifestarono con l'insonnia. Fortunatamente, una sola sessione di agopuntura bastò per portare questo trauma in superficie ed eliminarlo. A tutti coloro che soffrono di insonnia non dovuta al loro ambiente materiale o allo stato del loro sistema digerente, raccomando l'agopuntura poiché funziona in modo efficace e rapido per curare i traumi emotivi di tutti i tipi.

Per le persone che hanno paura degli aghi, c'è anche un altro modo molto efficace per evacuare le cause emotive dell'insonnia. Questa è l'omeopatia personale. Questo tipo di omeopatia è estremamente potente quando si tratta di traumi, soprattutto quando beneficia in più degli effetti di Amaroli. Ma che cos'è Amaroli? Avevo sentito parlare molte volte dei benefici di Amaroli (urinoterapia), una pratica millenaria dall'India, ma ero molto riluttante a provarla. Pensavo che fosse illogico e innaturale bere la sua urina e non avevo messo in pratica tutto ciò che avevo letto al riguardo. Tuttavia, un po' più tardi, scoprendo un grande cambiamento positivo nella salute di un'amica, le chiesi cosa aveva fatto e mi disse che praticava Amaroli da alcuni mesi. È lei che mi diede il coraggio di iniziare, ma solo con dei pediluvi con acqua mescolata con l'urina. I risultati furono spettacolari. Dopo ulteriori ricerche, appresi che l'industria farmaceutica vende al pubblico delle creme con l'urea estratta dall'urina. In effetti, l'urina è eccellente per la pelle e per molte altre cose, ma questo non è l'argomento di questo libro. E se vi interessa, non avrete problemi a trovare informazioni sull'argomento digitando "Amaroli" in un motore di ricerca. Da una cosa all'altra, ho osservato che praticare Amaroli ma a una dose omeopatica, riporta alla superficie i ricordi traumatici e aiuta a rimuoverli. Ciò consente alle persone che sono diventate insonni a causa di uno shock emotivo (dimenticato) di ritrovare un sonno normale. Ho provato su me stessa l'Amaroli omeopatico per risolvere un problema di allergia allo shopping. Per gran parte della mia vita non ho potuto andare a fare shopping nei grandi magazzini senza ammalarmi il giorno dopo. Un giorno ho deciso di risolvere questo problema, che era sempre più imbarazzante, e di consultare un allergologo per determinarne la causa e rimuovere questa allergia. Feci prima una ricerca su Internet per scoprire come di solito si procede per desensibilizzare i pazienti con l'omeopatia. Imparai che bisognava portare un po' della sostanza allergenica che poi veniva usata per fare il rimedio omeopatico. Non sapevo come potevo fare per portare un pezzo di un grande magazzino come ad esempio Carrefour o Fnac, posti che evitavo attentamente per non scatenare le mie allergie. Continuai la mia ricerca e trovai un sito in cui era spiegato che in caso di impossibilità a portare un pezzo dell'allergene, si potevano usare le secrezioni del paziente quando era in crisi. Con una piccolissima quantità di queste secrezioni fatte macerare si può produrre un farmaco omeopatico, ma siccome in Francia era vietata la vendita di tali rimedi, l'articolo spiegava come farlo da sé. Era molto facile. Sono andata a fare lo shopping in un supermercato e il giorno dopo il mio solito attacco allergico è scoppiato. Fu allora, che ebbi l'idea, dal momento che ero consapevole dei benefici di Amaroli, di utilizzare una goccia di urina per fare la mia medicina omeopatica personale. Non mi aspettavo affatto che il risultato si presentasse così rapidamente. Appena presi il rimedio, dei ricordi traumatici della mia infanzia mi apparirono sotto forma di un film in cui mi vedevo accanto ai miei genitori che litigavano in un supermercato. Avevo dimenticato da tanto tempo la loro solita abitudine di litigare davanti a me in questi luoghi dove andavo con loro perché mi piaceva lo shopping. Con la ripetizione di questi eventi spiacevoli, la mia psiche e il mio corpo avevano finito per registrare che i supermercati erano un ambiente ostile e che era quindi necessario attivare l'intero arsenale di difese immunitarie ogni volta che mi trovavo in un tale contesto. Ciò diede la spiegazione delle mie allergie allo shopping. Che sorpresa fu per me! Grazie all'Amaroli omeopatico, fui in grado di eliminare questo trauma e di non soffrire più di "allergie allo shopping". La conclusione era quindi che era stato questo trauma e non una sostanza allergenica presente nei supermercati a scatenare quasi tutte le mie allergie allo shopping. Da allora, raccomando questo metodo a tutti coloro che soffrono di insonnia la cui causa non è stata capita. Applicando questa tecnica, è possibile ottenere informazioni sulla causa traumatica di alcune insonnie. È un modo molto interessante per far emergere ed eliminare i ricordi traumatici che potrebbero essere la causa della vostra insonnia. Provare non costa nulla e non ci sono rischi. Inoltre, non c'è più nemmeno il sapore o l'odore dell'urina, perché la piccola goccia usata inizialmente è molto diluita. Se, tuttavia, siete riluttanti a ingoiare questo tipo di rimedio, c'è comunque la possibilità di farlo con qualcos'altro, ad esempio una lacrima. Dovrebbe anche funzionare.

Ecco più o meno come procedere se lo fate da voi. Avrete bisogno di un piccolo flacone e di una goccia di urina. Mettete l'acqua e una goccia di urina nel flacone, scuotete 100 volte, poi buttate l'acqua. Aggiungete di nuovo dell'acqua nel flacone che si mescolerà con il po' di liquido che rimane sulle sue pareti del flacone e scuotete di nuovo 100 volte. Ad ogni stadio si ottiene un'ulteriore diluizione. Io lo faccio 30 volte per me, perché sono i rimedi omeopatici in 30 CH che mi fanno più bene. Per conservare il vostro rimedio, potete aggiungere dell'alcol alla fine. Da parte mia, preferisco mantenere il mio rimedio senza alcol e rifarlo quando ne ho bisogno perché trovo il sapore dell'alcol molto sgradevole, specialmente al mattino a digiuno. Ci sono molti siti internet specializzati che spiegano nei dettagli come creare questi rimedi omeopatici. Se non è proibito in Italia, potete anche farli fare da un laboratorio. Con l'esperienza, ho osservato che l'effetto dell'Amaroli omeopatico è ancora più forte se contemporaneamente si prende del magnesio.

Scrivendo questo mi è venuta in mente anche l'idea di mescolare l'urina e il magnesio per fare un rimedio omeopatico. Proverò uno di questi giorni e posterò i risultati sul mio sito.

Adesso, vorrei parlarvi di una fonte di magnesio che è ancora sconosciuta da molta gente e che è la fonte di magnesio più efficace e più naturale disponibile oggigiorno sul mercato.

Gli effetti dell'olio di magnesio sull'insonnia

Durante le mie ricerche ho scoperto che in caso di trauma dovuto a uno shock emotivo, si ha molto spesso una carenza di magnesio. Questo è logico, dal momento che lo stress è un grande consumatore di magnesio. Siamo quasi tutti carenti in magnesio, e così lo sono stata anche io per molto tempo. Ho provato varie forme di magnesio disponibili in commercio. Mi hanno disturbato così tanto il sistema digestivo, con così pochi risultati positivi che ho finito per optare per il magnesio omeopatico. Fino al giorno in cui ho scoperto l'olio di magnesio che è molto più efficace e che prendo regolarmente dal momento che mi rilassa e rilassa i miei muscoli, aiutandomi ad addormentarmi quando sono stressata. Alcune insonnie ribelli possono derivare da una semplice carenza di magnesio. In questi casi, l'olio di magnesio fa davvero miracoli. Questo prodotto non è un dono dal cielo, ma un regalo dal mare: un mare fossilizzato scoperto qualche anno fa in Olanda. Ho trovato questo prodotto digitando su Internet: "che minerali si perdono quando si è stressati". Da una pagina all'altra, sono arrivata su un sito che vendeva dell'olio di magnesio. Quando ho letto gli articoli che pubblicizzavano gli innumerevoli vantaggi di questo prodotto, mi è sembrato troppo bello per essere vero e pensai che fosse una truffa. Il mio intuito, tuttavia, mi disse di provarlo e l'ascoltai come al solito. Poi, questo prodotto costa poco e non correvo davvero un grosso rischio a provarlo. Trovai facilmente il prodotto in un negozio vicino a casa mia a Parigi, ma si può ordinare anche su Internet. L'olio di magnesio è un rimedio naturale che riempie efficacemente la carenza di magnesio di cui tutti noi soffriamo quando siamo in uno stato di stress. L'olio di magnesio in realtà non è olio, ma un liquido trasparente come l'acqua e un po' viscoso. È acqua di mare fossilizzata con aggiunta di acqua. Contiene magnesio naturale di eccellente qualità. Basta spalmarne ogni giorno una piccola quantità sulla pelle per sentire molto rapidamente i benefici, la pelle assorbe il magnesio in modo molto più efficiente rispetto al sistema digestivo. Questo ha anche l'ulteriore vantaggio di evitare i disturbi digestivi e intestinali dovuti all'ingestione di magnesio. L'olio di magnesio è un prodotto eccellente che raccomando fortemente. Permette di rilassarsi, e anche di alleviare il dolore muscolare e le tendiniti dovute allo stress.

Lo stress è uno dei più grandi nemici del sonno e dei sogni. Fortunatamente, ci sono molti modi in cui possiamo aiutarci a rilassarci: yoga, agopuntura, meditazione, passeggiate nella natura, sport, lettura. Scegliete ciò che fa per voi e leggete il prossimo capitolo per imparare come approfittare delle onde che altre persone addormentate emanano per rilassarvi e addormentarvi anche voi.

Fotografia di una bottiglia di olio di magnesio:

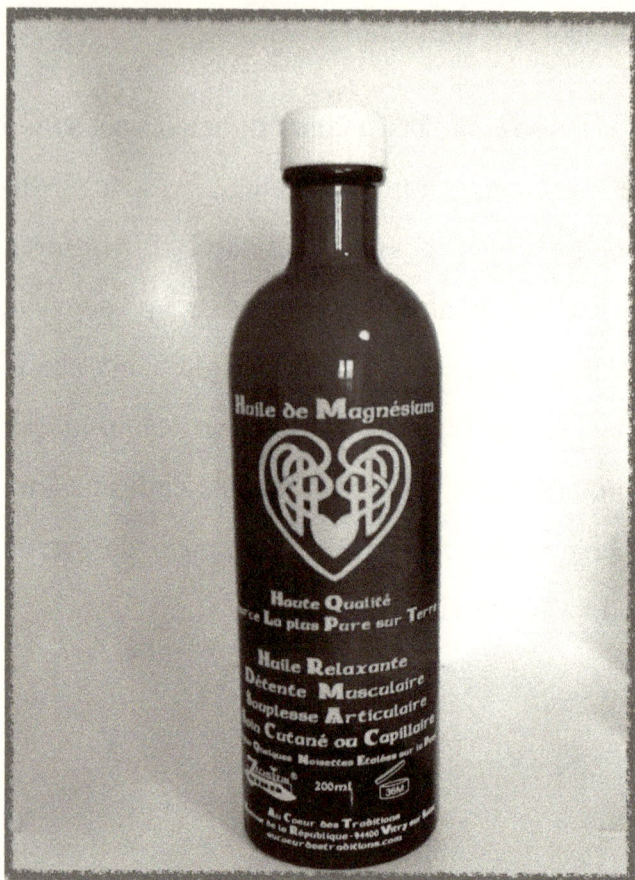

CAPITOLO 4: Usate l'effetto di trascinamento delle persone che stanno dormendo accanto a voi

In caso di insonnia, raramente pensiamo di sfruttare le onde cerebrali e il ritmo respiratorio delle persone che dormono accanto a noi. Eppure è molto efficace. Se vivete in coppia e la persona che sta accanto a voi nel letto dorme bene mentre voi lottate contro l'insonnia, avvicinatevi a lei, toccatela, e imitate il suo respiro. Vedrete che il respiro del sonno è molto particolare e che, adottando questo stesso ritmo, cadrete addormentati anche voi. Se siete single, questa tecnica non fa per voi, ma potete farlo in modo diverso usando l'idea che ho avuto un giorno a causa della gatta del mio vicino.

Un giorno d'estate, mentre stavo scrivendo nel mio alloggio in soffitta a Parigi, Mistigri la gatta del mio vicino di casa, venne a trovarmi. Ciò che faceva di solito, poiché la stanza dove scrivevo era divenuta il bar dei gatti del vicinato che venivano a bere nelle tazze d'acqua da me collocate vicino alla finestra per umidificare la stanza. Quel giorno, dopo avere bevuto un po' d'acqua, invece di tornare sui tetti di Parigi, Mistigri andò sul mio letto e si addormentò. Ero ben sveglia e al lavoro e mi piaceva la sua presenza rilassante. Lei era contenta di potere liberarsi dai suoi cuccioli e di riposarsi. Pero, dopo dieci minuti, i suoi quattro cuccioli entrarono anche loro dalla finestra, bevvero un po' d'acqua al bar e si misero a dormire accanto alla madre. Quindi c'erano cinque gatti che dormivano nella mia stanzetta. Le loro onde erano così rilassanti che me fu impossibile resistere alla voglia di dormire e dunque anch'io mi sdraiai e mi addormentai accanto ai gatti. Dormii molto tempo e quando mi svegliai tutti i gatti erano scomparsi. Questa esperienza improvvisa mi diede l'idea di osservare l'effetto sui sogni e sul sonno delle onde cerebrali di altre persone.

Per farlo ho chiesto ad amici e a familiari di dormire nella stessa mia stanza per almeno una notte. Ho provato con una persona alla volta l'effetto della presenza di una persona determinata sui miei sogni, il mio sonno e il mio livello di energia. Poi ho avuto l'idea di testare l'effetto di un grande gruppo di persone sul mio sonno, i miei sogni e il mio livello di energia. Siccome il mio appartamento di Parigi non era abbastanza spazioso per dormire lì in compagnia di molte persone, presi una tessera degli ostelli di gioventù e andai a dormire in dormitori affollati, preferibilmente misti. Così ho potuto percepire l'effetto delle onde cerebrali di un gruppo di persone addormentate sui miei sogni e sulla mia realtà. Non entro nei dettagli, per parlarvi invece di ciò che vi interessa di più: la cura dell'insonnia.

Se avete problemi di sonno, andate a dormire per un po' in un posto occupato da molte altre persone che dormono normalmente. Così approfitterete dell'effetto di gruppo che armonizzerà l'energia del vostro corpo e vi darà una spinta per tornare a dormire meglio da voi. (Naturalmente, se siete sensibili al rumore e alla luce dovrete essere equipaggiati con dispositivi per tappare le orecchie e con una maschera per gli occhi.) Se non riuscite a dormire la prima notte, bene, sarete molto esausti e per forza dormirete la notte successiva in questo gruppo. Facendo ciò vi permetterà di ricollegarvi con i ritmi del sonno naturale. Quindi prenotate per almeno due notti per godervi l'effetto delle onde cerebrali di un gruppo di dormienti. Questa è un'esperienza molto interessante da fare ed è anche un modo molto pratico da usare quando si torna da un lungo viaggio per riprendersi da un *jet lag*. In questo caso, beneficerete dell'energia del gruppo che vi aiuterà a riequilibrare tutte le funzioni del vostro corpo. Un altro modo per ribilanciare i ritmi dopo un lungo viaggio o quando si hanno problemi di sonno è andare a trovare la propria madre. Se la vostra madre ha un buon ritmo sonno/veglia, e se spesso fate viaggi lontani che vi disturbano nei vostri ritmi, invece di prendere la melatonina o qualcos'altro, andate a dormire a casa sua, sarà molto più efficace. Siccome è principalmente il corpo di nostra madre che ha creato il nostro, esso si allinea molto rapidamente con i ritmi sonno/veglia della madre. È così potente che non c'è nemmeno bisogno di dormire nella stessa stanza. Ma se non è possibile farlo per un motivo o per un altro, potete anche provare a fare lo stesso con un membro della vostra famiglia. È un po' meno efficiente, ma funziona anche. Come potete vedere, potete fare ogni sorta di esperimenti interessanti ed utili sui sogni e sul sonno, prendendo la normale vita quotidiana come laboratorio. Non so se ci sono dei laboratori scientifici in cui si studiano e si misurano gli scambi di energia tra i cervelli di persone addormentate, ma so per esperienza che i nostri cervelli si scambiano informazioni ed energie di giorno e ancora più di notte nel sogno. (Questo fenomeno è stato osservato anche da altri ricercatori che osservano i loro sogni).

CONCLUSIONE

Siamo arrivati alla fine di questo libro e spero che già siate addormentati!

Se con tutto ciò che ho spiegato non avete trovato la soluzione al vostro problema, provate semplicemente a prendere un vermifugo. Pochissimi dottori moderni ci pensano oggigiorno, ma spesso sono i parassiti intestinali ad essere l'unica causa di molti disturbi e delle insonnie, una causa davvero facile da eliminare. I parassiti sono molto attivi di notte verso le 3 del mattino e soprattutto i giorni di luna piena e l'insonnia può essere l'unico sintomo dovuto a la loro presenza nel corpo. Prima quando si viveva più a contatto con la natura quasi tutta la gente sapeva che si doveva regolarmente aiutare il corpo a sbarazzarsi dei parassiti.

Vorrei concludere sottolineando che a volte, anche se la causa iniziale dei disturbi del sonno è scomparsa, l'insonnia può ancora continuare a causa della routine mentale. Se la vostra insonnia dura da molto tempo e ogni volta che andate a letto avete paura di non riuscire a dormire, ciò crea delle tensioni in voi stessi che causano l'insonnia. Per rompere questo circolo vizioso, siate creativi e fate il contrario di ciò che fate abitualmente. Ciò impedirà al vostro sabotatore interiore di funzionare e permetterà alla vostra mente di prendere nuovi automatismi che vi saranno più benefici. Ad esempio, quando siete stanchi, invece di spogliarvi e di mettervi sotto le coperte, potete provare a rimanere vestiti e a sdraiarvi sul letto dicendovi che state lì solo per rilassarvi per cinque minuti. Potete anche, ad esempio, decidere che non volete dormire affatto e che state per fare una gara con voi stessi per vedere quanto tempo potete stare senza dormire... È paradossale, ma questo funziona molto bene per le persone che si sono mentalmente condizionate per andare a letto pensando che potrebbero non essere in grado di dormire. Vorrei parlarvi di un esempio personale in un altro registro, per ingannare il mio sabotatore mentale in modo che non mi stressi inutilmente ogni volta che devo andare in viaggio. Il trucco che ho trovato è stato quello di preparare la valigia e poi di rimetterla sopra l'armadio dove la metto normalmente quando non viaggio. Rimetterla sull'armadio basta per ingannare il mio sabotatore mentale, dormire bene la notte prima di partire ed eliminare così quasi tutto lo stress del viaggio. Potete fare lo stesso per ingannare il vostro sabotatore mentale qualora abbia deciso di impedirvi di dormire. Osservate bene voi stessi con calma e senza giudicarvi o lamentarvi, troverete sempre una soluzione per ripristinare un sonno naturale che vi aprirà allo stesso tempo la "porta dei sogni". In questo modo potrete anche voi imparare a usare i vostri sogni per migliorare la vostra vita.

È da anni che insegno con entusiasmo l'arte di sognare e ho scritto molti libri sull'argomento. Se volete saperne di più, potete consultare il mio sito Internet: www.amancini.com

Tanti auguri di buon sonno e sogni molto dolci a tutti voi!

Altri libri in italiano di Anna Mancini

pubblicati da Buenos Books International, Parigi, tutti disponibili su Amazon.it.

Il Significato dei Sogni

I Sogni Possono Salvarvi la Vita

La Chiaroveggenza nei sogni

Trucchi per ricordare i sogni

Trucchi per dormire meglio e ritrovare un sonno da sogno

Maat la dea della Giustizia dell'antico Egitto

Biografia e presentazione del sito Internet di Anna Mancini

Il mio sito internet è dedicato a tutti coloro che vogliono comprendere il vero significato dei loro sogni e che vogliono imparare a sfruttare i poteri del loro subconscio per migliorare tutti gli aspetti della loro vita reale e sviluppare determinate abilità psichiche.

Questo sito non è per chi immagina di poter capire i propri sogni consultando di tanto in tanto un dizionario dei sogni. Inoltre, non è rivolto a persone che sono rinchiuse in convinzioni religiose o scientifiche che non gli consentono di osservare i sogni nel modo più oggettivo possibile e di fare sperimenti nella vita reale per osservarne l'effetto sui sogni.

Sono fortunata di poter ricordare facilmente i miei sogni da sempre e di aver vissuto spontaneamente esperienze speciali nei sogni.

Tuttavia, per molto tempo, non li ho presi sul serio, a causa della mia educazione cartesiana acquisita nelle scuole francesi. Fino al momento in cui le circostanze della mia vita e un sogno molto speciale mi hanno spinta a dedicarmi allo studio del fenomeno onirico e ai suoi legami con la vita reale. Volevo sapere come funziona l'essere umano che sogna.

Avevo allora circa trent'anni, lavoravo come avvocato specializzato in brevetti nell'azienda CMR International a Parigi e avevo finito di scrivere una tesi sul diritto delle invenzioni. Ho lasciato tutto e ho iniziato a studiare i sogni nella solitudine.

Ora, ho un'esperienza di più di vent'anni basata su osservazioni neutre, cioè senza pregiudizi religiosi o scientifici, senza superstizioni, senza approccio New Age e quindi piuttosto fuori dai sentieri battuti. Questa esperienza mi consente di aiutare la gente e soprattutto di insegnare, a tutti coloro che vogliono svilupparsi, delle tecniche semplici, facili da implementare e sicure per sfruttare al meglio il potere del loro inconscio, per migliorare la loro vita reale e per crescere.

All'inizio della mia ricerca, ho semplicemente osservato i collegamenti tra i miei sogni e la mia realtà e ho fatto esperimenti per osservare il loro impatto sul contenuto dei miei sogni e viceversa. Poi nel 1995 ho creato l'associazione *Innovative You* a Parigi, un'associazione di ricerca in cui ho condiviso con altri ciò che avevo imparato ed esplorato.

Tutte queste ricerche hanno dato risultati molto diversi da quelli che possono essere ottenuti attraverso un approccio psicoanalitico o attraverso una visione New Age, religiosa o totalmente scientifica dei sogni. Lì, non possiamo nemmeno parlare di conoscenza "scientifica", perché per adesso, la scienza non ha mezzi tecnici per esplorare questo mondo. È obbligata a limitarsi all'essere umano materiale, vale a dire solo al corpo umano e allo studio del sonno e dei suoi cicli.

Tuttavia, quando studiamo il sogno come ho fatto io, ci troviamo rapidamente di fronte alla scoperta di ciò che ho chiamato il nostro "doppio"; cioè la nostra energia, la nostra dimensione immateriale, il vero essere umano che vive all'interno del nostro corpo materiale e la cui capacità di esprimersi è in gran parte bloccata dalla formattazione razionale del nostro cervello. Ma questo è un argomento molto ampio di cui parlo in un video sul doppio che pubblicherò prossimamente su You Tube. (Iscriviti alla mailing list per essere informato sulla sua pubblicazione).

Per comprendere i sogni non ci si può accontentare di studiarne solo la storia. Bisogna osservare molto di più. Dobbiamo prendere in considerazione la totalità dell'essere umano che sogna, l'ambiente in cui ha vissuto la sua giornata e dove ha dormito, le sue interazioni con altre persone durante il giorno, il suo stile di vita ecc...

Per quanto ne sappia, nessun ha condotto una ricerca tanto completa quanto la mia, altrettanto efficace e utile per tutti i tipi di persone e in tutti i settori, compresa la ricerca scientifica. Questa ricerca aiuta a spiegare molte cose su come funzionano gli esseri umani e come comunicano quando dormono. Rende anche possibile capire molto di più sulle antiche civiltà come l'Egitto o l'antica Roma.

Tutto ciò che insegno, anche quello che a prima vista può sembrare straordinario, paranormale o incredibile, può essere controllato personalmente da tutti. Non c'è bisogno di credermi o di credere a qualcosa, basta solo sperimentare e osservare in un certo modo. Tutti possono controllare tutto ciò che dico, perché nei miei libri do tutte le chiavi per farlo e potersi sviluppare in modo indipendente. Imparando ad osservare i legami tra i tuoi sogni e la tua realtà e grazie alle mie tecniche, sarai in grado di sfruttare al massimo il tempo che trascorri a dormire. Questo non sarà affatto tempo perso, al contrario. Come spiego nei miei libri, e nelle mie conferenze sarai in grado di fare molte cose con i tuoi sogni una volta che avrai ricostruito il collegamento tra i tuoi sogni e la tua realtà. Ad esempio, è possibile utilizzare le tecniche che insegno

- per essere informato dei pericoli di tutti i tipi (umani: assalti in preparazione, attentati terroristi, o naturali: terremoti, alluvioni, valanghe ecc.);
- per trovare oggetti smarriti;
- per gestire al meglio la tua salute fisica, psicologica ed energetica, ed evitare la depressione e le dipendenze ;
- per ottenere idee creative, per inventare;
- per avere successo negli studi e per imparare più velocemente le lingue straniere;
- per placare i conflitti;
- per vivere meglio la tua vita sentimentale e sessuale;
- per sviluppare naturalmente le capacità psichiche generalmente considerate; paranormale: la chiaroveggenza, la telepatia, la comunicazione con i bambini non ancora nati;
- per sognare prima di andare in viaggio i luoghi che visiterai e le persone che incontrerai;
- per risolvere i tuoi problemi qualunque essi siano;
- per sapere prima di prendere l'aereo se arriverai

sano alla tua destinazione;

- per trovare ispirazione;
- Per evolverti spiritualmente, libero di qualsiasi dogma;
- Per sviluppare un certo tipo di lucidità onirica superiore alla lucidità attualmente in voga;
- per comunicare con i tuoi animali domestici e persino con le tue piante.

L'elenco di ciò che possiamo fare è infinito perché quando dormiamo le nostre capacità sono infinite, mentre nello stato di veglia abbiamo solo delle capacità molto limitate, quelle della nostra mente cosciente. Comprendere il significato dei tuoi sogni è la chiave che ti aprirà le porte agli infiniti poteri del tuo subconscio, perché non solo capirai cosa ti stanno dicendo i sogni, ma parlerai anche la loro lingua. Conoscere la tua propria lingua onirica è un modo straordinariamente efficace per comunicare con il tuo subconscio e con il tuo superconscio.

Per questo, i dizionari dei sogni non saranno di alcuna utilità. Bisogna fare un piccolo lavoro personale di osservazione e alcuni esperimenti. Nel mio libro : *"Il significato dei sogni"*, spiego come farlo efficacemente. Naturalmente, partecipare a una formazione è ancora più efficace della lettura di un libro ed è per questo che organizzo regolarmente delle formazioni. (Per essere informato, puoi iscriverti alla mia mailing list). Mi piace condividere ciò che ho imparato sui sogni ed è una grande gioia per me vedere che i miei studenti hanno aperto la porta dei loro sogni e hanno acquisito la loro autonomia per comprenderne il significato preciso, ciò che gli consente di comunicare in modo efficace con il loro subconscio e di vivere molto meglio tutti gli aspetti della loro vita reale. Per me questo è molto più importante che interpretare i sogni di persone che diventano dipendenti dalle mie capacità. Ero solita fare programmi radiofonici in Francia per interpretare i sogni degli ascoltatori, ma per il momento ho deciso di interrompere questa attività, e di dedicare il mio tempo a coloro che vogliono fare un lavoro sui sogni per crescere e diventare autonomi. Ora interpreto i sogni degli altri, ma solo in casi gravi e speciali, quando c'è un'urgenza o per aiutare i bambini. Ci vuole un tempo variabile di allenamento con le mie tecniche per potere capire efficacemente i sogni. Il tempo necessario varia in base al punto di partenza dello studente. Tutti possono imparare l'arte di sognare, anche le persone che pensano di non sognare e anche quelli che hanno problemi a dormire. Basta iniziare dal proprio livello. Chiunque pensa* di non poter sognare o che ricorda i propri sogni solo quando sono incubi, può trarre grandi benefici dalla lettura del libro che ho scritto per loro: *"Trucchi per ricordare i sogni."*

Tutti quelli che hanno problemi di insonnia e hanno già provato tutto ciò che generalmente si consiglia e che non vogliono cadere nella dipendenza alle medicine, possono leggere con profitto il libro che ho scritto per loro: *"Trucchi per dormire meglio e ritrovare un sonno da sogno"*. Questo libro apre altri orizzonti di comprensione e di sollievo dai problemi di insonnia. Consiglio anche a loro di leggere il libro di Laure Goldbright: *"Testimonianza sui benefici dell'igiene intestinale"* Poiché lo stato dell'apparato digerente influenza notevolmente la qualità del nostro sonno ed è la causa di molti disturbi del sonno.

Chi già sogna bene e di solito ricorda bene i propri sogni ma non ne capisce il significato leggerà prima con profitto il libro: "Il significato dei sogni."

Altri libri più specializzati sulle tecniche oniriche sono rivolti in particolare:

-agli inventori, ricercatori e scienziati: *"Comment naissent les inventions"* (Come nascono le invenzioni) e *"Créativité scientifique"* (Sogni e creatività scientifica); (traduzione in corso)

-agli archeologi e agli storici:" *Comment percer les secrets, les énigmes et les mystères de l'ancienne Egypte et d'autres anciennens civilisations*" (come scoprire i segreti, gli enigmi e i misteri dell'antico Egitto e di altre antiche civiltà.) (traduzione in corso)

Per le persone che desiderano sviluppare i loro talenti "paranormali" per conoscere il loro futuro, ho scritto: *"La Chiaroveggenza nei sogni."*

È in preparazione un libro sui sogni e sulla salute. Nel frattempo, se hai problemi di salute, il libro *"Il significato dei sogni"* che tratta anche questo argomento potrebbe aiutarti.

Inoltre, a causa dell'accelerazione del numero di disastri naturali e dell'aumento del terrorismo, sono propensa a diffondere l'idea che sia possibile, grazie ai sogni, di essere avvertiti di questi pericoli e di salvare la nostra vita e quella dei nostri cari. Perciò, ho scritto: *"I sogni possono salvarvi la vita"*. Consiglio a tutti coloro che possono creare, nella loro città, il loro villaggio, il loro quartiere, la loro comunità o la loro azienda un gruppo di veglia onirica. Troverete tutte le spiegazioni nel libro per fare funzionare efficacemente questo gruppo.

Informazioni pratiche:

Dove trovare i miei libri stampati: Tutti i miei libri stampati sono stati pubblicati dalla casa editrice parigina Buenos Books International (www.buenosbooks.fr) e sono tutti disponibili su Amazon.it

Dove trovare i miei eBook: puoi anche trovare le versioni elettroniche dei miei libri su iBookstore di Apple, Amazon Kindle e Google Play.

Come fissare un appuntamento per una consulenza individuale? Per fare questo, basta utilizzare il modulo di contatto in modo che possiamo fissare un appuntamento a Parigi o online tramite Skype.

Come essere informato sui prossimi seminari ed eventi e sulla pubblicazione di nuovi libri e video? Per ricevere queste informazioni ed essere informato delle promozioni sui miei e-book, iscriviti alla mailing list con il modulo del sito. Il tuo indirizzo sarà usato solo per questo scopo e non sarai mai bombardato da messaggi!

Indice

9 7 8 2 3 6 6 7 0 0 6 5 7